TABLES DES MATIERES

Comment développer sa confiance en soi

I. INTRODUCTION

Avoir confiance en soi est essentiel pour réussir dans la vie. Cependant, de nombreuses personnes souffrent d'une faible estime de soi, ce qui peut les empêcher de réaliser leur plein potentiel. Si vous faites partie de ces personnes, sachez que vous n'êtes pas seul(e). De nombreuses personnes ont du mal à croire en elles-mêmes, que ce soit dans leur vie professionnelle, sociale ou personnelle.

Dans cet ebook, nous allons explorer les différentes causes de la faible estime de soi et les techniques pour améliorer la confiance en soi. Nous verrons comment la prise de risque, la communication, la prise de décision et l'affirmation de soi peuvent aider à renforcer la confiance en soi. Nous examinerons également l'importance de l'attitude positive, de la connaissance de soi, de la gestion des conflits et de la construction de relations positives.

Ce livre propose des conseils pratiques pour aider les personnes à améliorer leur confiance en elles. Nous verrons comment surmonter les pensées négatives, les influences de l'enfance et de l'adolescence, les expériences négatives et la comparaison avec les autres. Nous verrons également comment sortir de sa zone de confort, adopter une attitude positive et prendre soin de sa santé mentale et physique.

Que vous cherchiez à améliorer votre estime de soi pour vous épanouir personnellement, pour réussir professionnellement ou pour vous sentir plus à l'aise dans vos relations sociales, ce livre vous aidera à comprendre les causes de votre faible estime de soi et à développer les compétences et les stratégies nécessaires pour renforcer votre confiance en vous-même.

II. LES CAUSES DE LA FAIBLE ESTIME DE SOI

Une faible estime de soi peut avoir des conséquences négatives sur la vie d'une personne. Elle peut être d'ordre professionnelle ou sur d'autres aspects de la vie. Sur le plan professionnel, elle peut l'empêcher de postuler à un poste qu'elle mérite, de prendre la parole en public ou de défendre ses idées. Voici quelques-unes des causes de la faible estime de soi en milieu professionnel :

- ✓ **Le manque de reconnaissance** : Les personnes qui ne reçoivent pas de reconnaissance pour leur travail peuvent commencer à douter de leur propre valeur. Les compliments et les récompenses sont importants pour renforcer la confiance en soi.

- ✓ **Les échecs professionnels** : Les échecs professionnels peuvent affecter la confiance en soi d'une personne. Il est important de se rappeler que les échecs sont des occasions d'apprentissage et de croissance.

- ✓ **Les comparaisons avec les autres** : Les personnes qui se comparent constamment aux autres peuvent avoir une faible estime de soi. Il est important de se concentrer sur ses propres objectifs et réalisations, plutôt que sur celles des autres.

- ✓ **Les critiques et les jugements** : Les critiques et les jugements des autres peuvent affecter la confiance en soi d'une personne. Il est important de se rappeler que les opinions des autres ne définissent pas qui nous sommes.

✓ **Les comportements de ses supérieurs hiérarchiques** : Les comportements de ses supérieurs hiérarchiques peuvent également influencer la confiance en soi d'une personne. Un environnement de travail toxique peut avoir des conséquences négatives sur la confiance en soi et l'estime de soi.

Sur le plan des autres aspects de la vie, elle peut affecter ses relations sociales, son bien-être émotionnel et même sa santé physique. Voici quelques-unes des causes les plus courantes de la faible estime de soi :

❖ **Les expériences négatives du passé** : Les expériences négatives, qu'elles soient liées à l'enfance, à l'adolescence ou à l'âge adulte, peuvent affecter la confiance en soi d'une personne. Les mauvais traitements, les humiliations, les échecs ou les rejets peuvent laisser des cicatrices émotionnelles profondes.

❖ **Les influences de l'environnement social** : L'environnement social peut également influencer la confiance en soi d'une personne. Les critiques et les jugements des autres, les attentes sociales élevées ou les stéréotypes peuvent affecter négativement la perception de soi.

❖ **Les pensées négatives** : Les pensées négatives peuvent être un cercle vicieux qui alimente la faible estime de soi. Les personnes qui ont tendance à se dévaloriser ou à se critiquer constamment peuvent avoir du mal à croire en elles-mêmes.

❖ **La comparaison avec les autres** : La comparaison avec les autres est une autre cause courante de la faible estime de soi.

Les personnes qui se comparent constamment aux autres peuvent se sentir inférieures et avoir du mal à apprécier leurs propres qualités.

❖ **Le manque d'estime de soi en général :** Enfin, certaines personnes peuvent avoir une faible estime de soi sans raison apparente. Elles peuvent manquer de confiance en elles dès le plus jeune âge et avoir du mal à la développer au fil du temps.

Comprendre les causes de la faible estime de soi est un premier pas important pour apprendre à la surmonter. Dans les sections suivantes, nous verrons comment développer des compétences et des stratégies pour améliorer sa confiance en soi et se sentir mieux dans sa peau.

III. TECHNIQUE POUR AMELIORER LA CONFIANCE EN SOI

Maintenant que vous comprenez les causes de la faible estime de soi, il est temps de passer à l'action pour améliorer votre confiance en vous. Voici quelques techniques que vous pouvez utiliser :

Identifiez vos forces et vos qualités : Prenez le temps de vous connaître vous-même et d'identifier vos forces et vos qualités. Faites une liste de vos compétences, de vos accomplissements et de vos traits de personnalité positifs. Réfléchissez à des situations où vous vous êtes senti fier de vous ou où vous avez réussi quelque chose, même si cela vous semblait difficile.

Essayez de répondre à ces questions pour vous aider à identifier vos forces :

- Quelles sont mes compétences et mes connaissances ?
- Quels sont mes accomplissements passés et actuels ?
- Qu'est-ce que les autres apprécient chez moi ?
- Quels sont les moments où je me sens le plus fier de moi-même ?
- Quels sont mes traits de personnalité positifs ?

Une fois que vous avez fait votre liste, gardez-la à portée de main et consultez-la régulièrement pour vous rappeler de vos points forts. Cette technique peut vous aider à développer une image de vous-même plus positive et à renforcer votre confiance en vous.

Fixez des objectifs réalisables : Fixez-vous des objectifs qui sont réalisables et mesurables. Les objectifs doivent être spécifiques, mesurables, réalisables, pertinents et temporels (SMART).

Voici comment définir un objectif SMART :

- *Spécifique* : Définissez votre objectif de manière précise et claire. Par exemple, "Je veux devenir plus à l'aise en parlant en public."
- *Mesurable* : Établissez des critères pour mesurer votre progression. Par exemple, "Je vais m'entraîner à parler en public devant des amis ou des membres de ma famille une fois par semaine pendant un mois."
- *Réalisable* : Assurez-vous que votre objectif est réalisable. Demandez-vous si vous avez les ressources nécessaires pour atteindre votre objectif. Par exemple, "Est-ce que j'ai accès à des personnes qui peuvent m'aider à m'entraîner à parler en public ?"
- *Pertinent* : Votre objectif doit être pertinent à vos aspirations et à votre vie personnelle. Par exemple, "Je veux devenir plus à l'aise en parlant en public parce que cela peut m'aider dans ma carrière professionnelle."
- *Temporel* : Fixez une date limite pour atteindre votre objectif. Par exemple, "Je veux être capable de parler en public de manière plus confiante dans les six mois à venir."

En atteignant vos objectifs, vous vous sentirez plus confiant et plus en contrôle de votre vie. N'oubliez pas que vos objectifs doivent être réalistes et réalisables. Commencez petit et progressez à votre rythme.

Pratiquez l'auto-compassion : L'auto-compassion est la capacité à traiter ses propres erreurs et ses propres échecs avec gentillesse et compréhension, plutôt qu'avec dureté et critique. Pratiquer l'auto-compassion peut aider à renforcer la confiance en soi en réduisant les pensées négatives et la rumination.

Voici comment pratiquer l'auto-compassion :

- *Soyez gentil avec vous-même* : Traitez-vous avec gentillesse et compréhension. Lorsque vous commettez une erreur ou un échec, rappelez-vous que tout le monde en fait, et que vous n'êtes pas seul. Dites-vous des paroles réconfortantes, comme "C'est normal de faire des erreurs, je vais faire mieux la prochaine fois."
- *Soyez conscient de vos pensées* : Essayez de remarquer vos pensées négatives et vos jugements envers vous-même. Prenez conscience de la façon dont vous vous parlez à vous-même et demandez-vous si ces pensées sont réalistes ou exagérées.
- *Pratiquez la pleine conscience* : Utilisez la pleine conscience pour être présent dans l'instant présent et accepter vos pensées et vos sentiments sans les juger. Pratiquer la pleine conscience peut aider à réduire le stress et l'anxiété, et peut améliorer la confiance en soi.
- *Cherchez du soutien* : Parlez à des amis ou à des membres de votre famille pour obtenir du soutien et des encouragements. Partager vos sentiments peut vous aider à vous sentir moins seul et à renforcer votre confiance en vous.

Pratiquer l'auto-compassion peut être un défi, surtout si vous êtes habitué à être dur envers vous-même. Cependant, avec de la pratique et de la patience, vous pouvez apprendre à traiter vos erreurs et vos échecs avec plus de gentillesse et de compréhension, ce qui peut renforcer votre confiance en vous.

Entraînez-vous à sortir de votre zone de confort : Sortir de sa zone de confort signifie faire des choses qui sont nouvelles ou difficiles, qui peuvent vous faire peur ou vous mettre mal à l'aise. Cela peut sembler effrayant, mais cela peut aussi aider à renforcer la confiance en soi en prouvant que vous êtes capable de relever des défis.

Voici comment vous pouvez vous entraîner à sortir de votre zone de confort :

- *Essayez de nouvelles choses* : Essayez de faire quelque chose de nouveau chaque jour. Cela peut être aussi simple que de prendre un nouveau chemin pour aller au travail, d'essayer un nouveau plat ou de parler à une personne que vous ne connaissez pas encore. Plus vous essayez de nouvelles choses, plus vous vous habituerez à sortir de votre zone de confort.
- *Fixez des défis réalisables* : Fixez-vous des défis qui vous mettent un peu mal à l'aise, mais qui sont encore réalisables. Par exemple, si vous êtes timide, essayez de parler à une personne que vous ne connaissez pas encore. Si vous êtes peu confiant en public, essayez de faire une présentation devant un petit groupe d'amis ou de collègues.
- *Célébrez vos réussites* : Lorsque vous sortez de votre zone de confort et que vous relevez un défi, célébrez vos réussites. Cela peut être aussi simple que de vous féliciter ou de vous récompenser

avec quelque chose de spécial. En célébrant vos réussites, vous renforcez votre confiance en vous et vous êtes plus susceptible de sortir de votre zone de confort à nouveau à l'avenir.

Entraîner-vous à sortir de votre zone de confort peut être difficile au début, mais cela peut aider à renforcer la confiance en soi et à développer des compétences importantes pour la vie. Plus vous sortez de votre zone de confort, plus vous êtes en mesure de relever des défis et de réaliser vos objectifs, ce qui peut contribuer à une meilleure estime de soi.

Travaillez sur votre langage corporel : Votre langage corporel, c'est-à-dire votre posture, vos gestes et vos expressions faciales, peut affecter la façon dont vous vous sentez et la façon dont les autres vous perçoivent. En travaillant sur votre langage corporel, vous pouvez vous sentir plus confiant et transmettre une image de confiance aux autres.

Voici quelques conseils pour travailler sur votre langage corporel :

- *Tenez-vous droit* : Tenez-vous droit et gardez les épaules en arrière. Cela peut vous aider à vous sentir plus puissant et confiant.
- *Établissez un contact visuel* : Établissez un contact visuel avec les autres lorsque vous parlez avec eux. Cela peut vous aider à vous sentir plus présent et engagé dans la conversation.
- *Souriez* : Souriez régulièrement, même si vous ne vous sentez pas nécessairement heureux. Le simple fait de sourire peut aider à libérer des endorphines, qui sont des hormones qui procurent une sensation de bien-être.

- *Utilisez des gestes confiants* : Utilisez des gestes confiants, tels que faire des mouvements amples et ouverts avec vos bras et vos mains. Évitez les gestes qui peuvent indiquer que vous êtes nerveux, tels que tripoter vos cheveux ou croiser les bras.
- *Adoptez une respiration profonde* : Respirez profondément pour vous aider à vous sentir plus calme et plus détendu. Prenez de grandes respirations qui remplissent votre poitrine et votre ventre.

En travaillant sur votre langage corporel, vous pouvez vous sentir plus confiant et plus présent dans vos interactions sociales. Cela peut vous aider à communiquer plus efficacement avec les autres et à vous sentir plus à l'aise dans les situations sociales.

Autres techniques :

- **La visualisation positive** : La visualisation positive est une technique qui consiste à imaginer une situation dans laquelle vous réussissez et vous vous sentez bien dans votre peau. Cela peut vous aider à renforcer votre confiance en vous et à vous préparer mentalement pour des situations futures. Pour pratiquer la visualisation positive, trouvez un endroit calme où vous pouvez vous détendre. Fermez les yeux et imaginez une situation où vous réussissez. Visualisez les détails de la scène, y compris les sons, les odeurs et les sensations physiques. Essayez de vous immerger complètement dans la scène et de ressentir les émotions positives que vous éprouvez.

- **La méditation** : La méditation est une pratique qui peut aider à réduire le stress et l'anxiété, ainsi qu'à améliorer la concentration et la clarté mentale. La méditation peut également aider à renforcer la confiance en soi en améliorant la capacité à gérer les émotions et à se sentir plus présent dans le moment présent. Pour commencer à méditer, trouvez un endroit calme et confortable où vous pouvez vous asseoir en silence. Concentrez-vous sur votre respiration et essayez de rester présent dans le moment présent. Si des pensées surgissent, ne les jugez pas et laissez-les simplement passer.

➤ ***L'affirmation de soi*** : L'affirmation de soi est une technique qui consiste à se parler de manière positive et à exprimer ses besoins et ses opinions de manière claire et directe. Cela peut aider à renforcer la confiance en soi en vous aidant à vous sentir plus capable de vous exprimer et de défendre vos intérêts. Pour pratiquer l'affirmation de soi, identifiez une situation où vous aimeriez vous affirmer. Préparez une déclaration claire et directe pour exprimer vos besoins ou opinions. Répétez la déclaration à voix haute plusieurs fois pour vous préparer mentalement. Lorsque vous êtes prêt, exprimez votre déclaration de manière calme et confiante.

➤ ***La prise de décision*** : Prendre des décisions peut être un défi pour certaines personnes qui ont une faible estime de soi. La prise de décision peut être améliorée en apprenant à se faire confiance et à évaluer les options de manière rationnelle. Pour pratiquer la prise de décision, commencez par identifier les options disponibles et les avantages et inconvénients de chaque option. Évaluez chaque option en fonction de vos valeurs et de vos objectifs à long terme. Prenez une décision basée sur ces critères et tenez-vous-en.

- ➢ ***La confrontation avec ses peurs*** : Confronter ses peurs peut aider à renforcer la confiance en soi en vous aidant à surmonter les obstacles qui peuvent vous retenir. Pour pratiquer la confrontation avec ses peurs, identifiez une situation qui vous effraie et évaluez les risques réels. Préparez-vous mentalement à affronter la situation et prenez des mesures concrètes pour y faire face. Utilisez des techniques de relaxation

En utilisant ces techniques, vous pouvez progressivement améliorer votre confiance en vous et développer une estime de soi plus positive. N'oubliez pas que la confiance en soi n'est pas quelque chose qui se construit du jour au lendemain, mais plutôt une compétence que vous pouvez développer avec le temps et la pratique. Soyez patient et persévérant, et vous verrez des résultats.

IV. EXEMPLES DE PERSONNES AYANT SURMONTE LEUR MANQUE DE CONFIANCE EN SOI

Cette section vise à inspirer les lecteurs en présentant des exemples de personnes qui ont réussi à surmonter leur manque de confiance en soi. Voici quelques exemples que vous pouvez utiliser :

A. L'histoire de personnes célèbres ayant surmonté leur manque de confiance en soi

J.K. Rowling : l'auteure de la célèbre série Harry Potter a déclaré avoir connu de nombreuses difficultés et échecs avant de connaître le succès. Elle a dû faire face au rejet de nombreuses maisons d'édition avant que son premier livre ne soit finalement publié.

Oprah Winfrey : la célèbre animatrice de télévision a également connu des moments difficiles dans sa vie, notamment une enfance difficile et des abus sexuels. Malgré cela, elle a réussi à devenir l'une des personnalités les plus influentes de la télévision.

Nelson Mandela : le célèbre leader sud-africain a passé 27 ans en prison pour ses convictions politiques. Il a toutefois réussi à sortir de prison et à devenir le premier président noir d'Afrique du Sud.

Serena Williams : la championne de tennis a déclaré avoir souffert de doutes et de peurs avant de devenir l'une des joueuses les plus dominantes de l'histoire du tennis.

Albert Einstein : le célèbre scientifique a été rejeté à plusieurs reprises par des universités avant de finalement obtenir son doctorat et devenir l'un des scientifiques les plus influents de tous les temps.

Lady Gaga : La célèbre chanteuse a déclaré avoir souffert d'anxiété et de dépression tout au long de sa vie, mais elle a utilisé la musique pour surmonter ces obstacles et devenir l'une des artistes les plus influentes de sa génération.

Steve Jobs : Le fondateur d'Apple a été licencié de son propre entreprise en 1985. Cependant, il a persévéré et a finalement été réintégré chez Apple, aidant à transformer l'entreprise en une icône mondiale de la technologie.

Walt Disney : Le créateur de Mickey Mouse et de Disneyland a été licencié d'un journal où il travaillait pour « manque d'imagination et de bonnes idées ». Malgré cela, il a continué à poursuivre sa passion pour l'animation et a finalement créé l'une des entreprises les plus prospères de l'histoire.

Ces exemples illustrent que même les personnes les plus talentueuses ont connu des échecs et des moments de doute.

B. L'histoire de personnes ordinaires ayant surmonté leur manque de confiance en soi

Marie : une mère célibataire qui a eu du mal à trouver un travail qui lui permettrait de subvenir aux besoins de sa famille. Elle a finalement décidé de retourner à l'école pour obtenir une formation professionnelle, ce qui lui a permis de trouver un emploi satisfaisant.

Jean : un homme timide qui avait du mal à parler en public. Il a décidé de suivre un cours d'art oratoire pour améliorer ses compétences en communication, et il est maintenant un conférencier régulier dans son domaine d'expertise.

Sophie : une jeune femme qui avait du mal à trouver l'amour à cause de sa faible estime de soi. Elle a décidé de travailler sur elle-même et de se concentrer sur ses passions et ses intérêts. Elle a finalement rencontré quelqu'un qui l'aimait pour qui elle était et a maintenant une relation épanouissante.

Ces exemples montrent que tout le monde peut surmonter son manque de confiance en soi avec le bon état d'esprit et les outils appropriés. En partageant ces histoires, vous pouvez aider à inspirer vos lecteurs et à leur montrer que le succès est possible pour tout le monde.

V. L'IMPORTANCE DE LA COMMUNICATION ET DE L'INTERACTION SOCIALE

❖ L'importance de l'empathie et de l'écoute active

L'empathie est la capacité de comprendre et de ressentir les émotions et les sentiments des autres. Lorsque vous faites preuve d'empathie, vous montrez aux autres que vous les comprenez et que vous êtes prêt à les aider. L'écoute active est un autre aspect important de l'empathie. L'écoute active consiste à prêter attention aux autres de manière active et à leur montrer que vous les écoutez.

❖ Les compétences sociales

Les compétences sociales sont les compétences qui vous permettent de communiquer et d'interagir avec les autres de manière efficace. Les compétences sociales comprennent la capacité à faire des choix sociaux appropriés, à comprendre les sentiments des autres, à gérer les conflits et à travailler en équipe.

❖ La gestion des conflits

La gestion des conflits est un autre aspect important de la communication et de l'interaction sociale. Les conflits peuvent survenir dans toutes les relations, mais il est important de savoir comment les gérer de manière efficace. Cela peut inclure des techniques telles que la résolution de problèmes, la communication ouverte et la recherche de compromis.

❖ La construction de relations positives

La construction de relations positives est une compétence clé pour renforcer la confiance en soi. Les relations positives vous permettent de vous sentir en sécurité, soutenu et aimé, ce qui peut renforcer votre estime de vous-même. Pour construire des relations positives, il est important de prendre le temps de connaître les autres, de communiquer de manière efficace et d'être honnête et authentique.

En somme, la communication et l'interaction sociale sont des compétences essentielles pour renforcer la confiance en soi. En développant des compétences telles que l'empathie, l'écoute active, la gestion des conflits et la construction de relations positives, vous pouvez améliorer votre confiance en vous et votre capacité à interagir avec les autres de manière positive et productive.

VI. LA PRISE DE RISQUE ET LA PEUR DE L'ECHEC

La prise de risque est souvent nécessaire pour atteindre ses objectifs et développer sa confiance en soi. Cependant, la peur de l'échec peut être un frein important pour certaines personnes. Dans cette section, nous allons discuter de l'importance de prendre des risques et de surmonter la peur de l'échec.

➤ L'importance de prendre des risques

Prendre des risques est essentiel pour développer sa confiance en soi et avancer dans la vie. Cela implique de sortir de sa zone de confort et de se confronter à des situations nouvelles et potentiellement effrayantes. Les personnes qui ont confiance en elles sont souvent celles qui ont pris des risques et ont réussi malgré les obstacles.

➤ La peur de l'échec

La peur de l'échec est une émotion courante qui peut empêcher les gens de prendre des risques et d'atteindre leurs objectifs. Elle peut également avoir des effets négatifs sur la confiance en soi et l'estime de soi. Les personnes qui ont peur de l'échec peuvent avoir tendance à éviter les situations qui pourraient les mettre en danger, ce qui peut limiter leur croissance personnelle.

➤ Comment surmonter la peur de l'échec

Pour surmonter la peur de l'échec, il est important de changer sa perception de l'échec. Il ne doit pas être considéré comme un obstacle insurmontable, mais plutôt comme une occasion d'apprentissage et de croissance. En apprenant de ses erreurs, on peut améliorer ses compétences et augmenter sa confiance en soi.

Il est également important de se fixer des objectifs réalistes et réalisables. En se concentrant sur des objectifs à court terme, on peut éviter de se sentir submergé par la peur de l'échec. Il est également utile de prendre le temps de réfléchir à ses réussites passées et de se rappeler que l'on est capable de réussir.

Enfin, il est important d'accepter que l'échec fait partie intégrante de la vie. Tout le monde échoue à un moment ou à un autre, mais cela ne doit pas être considéré comme un signe de faiblesse ou de manque de compétences. En acceptant l'échec comme une partie normale du processus d'apprentissage, on peut surmonter la peur de l'échec et développer sa confiance en soi.

VII. L'ESTIME DE SOI ET LA SANTE MENTALE ET PHYSIQUE

Une faible estime de soi peut avoir de nombreuses conséquences sur la santé mentale, notamment :

Dépression : Les personnes ayant une faible estime de soi sont plus susceptibles de souffrir de dépression que les personnes ayant une bonne estime de soi.

Anxiété : Les personnes ayant une faible estime de soi sont également plus susceptibles de souffrir d'anxiété, de stress et d'autres troubles liés à l'anxiété.

Évitement social : Les personnes ayant une faible estime de soi ont souvent du mal à socialiser et à nouer des relations, ce qui peut les isoler socialement.

Trouble de l'image corporelle : Les personnes ayant une faible estime de soi peuvent avoir une image négative de leur corps, ce qui peut entraîner des troubles alimentaires, tels que l'anorexie ou la boulimie.

Addiction : Les personnes ayant une faible estime de soi sont plus susceptibles de souffrir d'addictions, telles que l'alcoolisme ou la toxicomanie, pour faire face à leurs émotions négatives.

Pensées négatives : Les personnes ayant une faible estime de soi ont souvent des pensées négatives et critiques envers elles-mêmes, ce qui peut entraîner une baisse de l'estime de soi et une spirale de pensées négatives.

✓ **Une faible estime de soi peut également affecter la santé physique.**

Les personnes ayant une faible estime de soi ont tendance à être moins actives physiquement, à avoir des habitudes alimentaires moins saines et à avoir un risque plus élevé de développer des problèmes de santé tels que l'obésité, le diabète et les maladies cardiaques. En outre, une faible estime de soi peut également avoir un impact sur les habitudes de sommeil, conduisant à une augmentation de la fatigue et de l'épuisement. Il est donc essentiel de travailler sur l'amélioration de sa confiance en soi pour améliorer sa santé physique globale.

✓ **L'estime de soi est un élément essentiel du bien-être général.**

Les personnes ayant une estime de soi positive sont souvent plus heureuses, plus confiantes et plus satisfaites de leur vie. Elles ont également tendance à être plus résilientes et à mieux faire face aux défis et aux obstacles de la vie. En revanche, les personnes ayant une faible estime de soi peuvent être plus susceptibles de souffrir de dépression, d'anxiété et d'autres problèmes de santé mentale. En travaillant à améliorer sa confiance en soi, on peut donc améliorer considérablement son bien-être général et sa qualité de vie.

VIII. L'INTROSPECTION ET LA REFLEXION

- **La connaissance de soi**

La connaissance de soi est un élément clé pour améliorer sa confiance en soi. En comprenant qui vous êtes, vos valeurs, vos intérêts, vos forces et vos faiblesses, vous pouvez mieux vous accepter et vous apprécier en tant que personne. La connaissance de soi vous permet également de mieux comprendre vos réactions émotionnelles et vos comportements, ce qui peut vous aider à les modifier si nécessaire.

En prenant le temps de réfléchir sur vous-même, vous pouvez identifier vos pensées limitantes, vos croyances négatives et les comportements qui vous empêchent de réaliser votre plein potentiel. Vous pouvez également mieux comprendre vos motivations et ce qui vous passionne dans la vie. La connaissance de soi vous permet également d'avoir une vision plus claire de ce que vous voulez accomplir et de fixer des objectifs qui sont alignés avec vos valeurs et vos intérêts.

- **Les techniques d'introspection et de réflexion**

Les techniques d'introspection et de réflexion sont des moyens efficaces pour mieux se connaître et améliorer sa confiance en soi. Voici quelques exemples :

Journaling : Prenez le temps d'écrire vos pensées, vos sentiments et vos expériences chaque jour. Cela vous aidera à mieux comprendre vos réactions émotionnelles et à prendre du recul sur les événements de votre vie.

La méditation : La méditation est une technique courante pour améliorer la conscience de soi et la concentration. En pratiquant la méditation régulièrement, vous pouvez apprendre à être plus présent et à mieux comprendre vos pensées et vos émotions.

La thérapie : Les thérapies telles que la thérapie cognitivo - comportementale ou la thérapie par l'art peuvent vous aider à explorer vos pensées et vos émotions en profondeur et à trouver des moyens de surmonter les obstacles qui vous empêchent d'avoir confiance en vous.

La réflexion : Prenez le temps de réfléchir sur vos expériences passées et vos interactions avec les autres. Demandez-vous ce que vous avez appris de ces expériences et comment vous pouvez appliquer ces leçons à l'avenir.

En utilisant ces techniques, vous pouvez mieux vous connaître, comprendre vos forces et vos faiblesses, et trouver des moyens de développer une estime de soi plus forte.

- **L'identification des forces et des faiblesses personnelles :**

L'identification de vos forces et de vos faiblesses personnelles est une étape importante pour développer votre estime de soi. Il est important de reconnaître ce que vous faites bien, ainsi que les domaines dans lesquels vous pouvez vous améliorer. Pour identifier vos forces, vous pouvez vous poser les questions suivantes :

Quelles sont les choses que vous faites facilement et que vous aimez faire ?

Dans quelles situations vous sentez-vous particulièrement compétent et confiant ?

Quelles sont les qualités que les autres vous reconnaissent ?

Pour identifier vos faiblesses, vous pouvez vous poser les questions suivantes :

Dans quelles situations vous sentez-vous moins compétent et moins confiant ?

Quels sont les domaines dans lesquels vous avez besoin d'amélioration ?

Quels sont les défis que vous avez du mal à relever ?

En identifiant vos forces et vos faiblesses, vous pouvez vous concentrer sur vos points forts tout en travaillant à améliorer les domaines dans lesquels vous êtes moins à l'aise. Cela peut vous aider à développer une image de vous-même plus positive et à augmenter votre estime de soi.

IX. SORTIR DE SA ZONE DE CONFORT

❖ La définition de la zone de confort

La zone de confort est un état psychologique dans lequel une personne se sent en sécurité, sans stress ni anxiété. C'est un espace dans lequel une personne se sent à l'aise et en contrôle de la situation. Cette zone peut être physique, psychologique ou comportementale et est souvent associée à des habitudes et des routines qui apportent une certaine sécurité et une certaine stabilité dans la vie quotidienne. Sortir de sa zone de confort implique de prendre des risques, d'essayer de nouvelles choses et de s'aventurer dans des territoires inconnus, ce qui peut être intimidant et déstabilisant. Cependant, cela peut également conduire à une croissance personnelle et à l'acquisition de nouvelles compétences et expériences.

❖ L'importance de sortir de sa zone de confort

Sortir de sa zone de confort est important pour plusieurs raisons. Tout d'abord, cela permet de découvrir de nouveaux horizons, d'apprendre de nouvelles compétences et de développer sa créativité. Ensuite, cela permet de renforcer sa confiance en soi en se prouvant que l'on est capable de relever de nouveaux défis. Enfin, sortir de sa zone de confort peut aider à surmonter la peur de l'échec en apprenant à accepter et à apprendre de ses erreurs.

Cependant, il est important de souligner que sortir de sa zone de confort peut également être stressant et inconfortable. Il est donc important de le faire de manière progressive et en étant bien préparé.

❖ **Les techniques pour sortir de sa zone de confort**

Voici quelques techniques pour sortir de sa zone de confort :

Essayez de nouvelles activités : Faites des choses que vous n'avez jamais faites auparavant. Par exemple, prenez des cours de danse, apprenez une nouvelle langue, essayez un nouveau sport, etc.

Faites face à vos peurs : Identifiez vos peurs et essayez de les surmonter. Par exemple, si vous avez peur de parler en public, participez à des séances de prise de parole en public ou rejoignez un club de débat.

Travaillez sur votre confiance en vous : La confiance en soi est essentielle pour sortir de sa zone de confort. Essayez les techniques que nous avons vues précédemment pour améliorer votre confiance en vous.

Fixez des objectifs stimulants mais réalisables : Définissez des objectifs qui vous sortent de votre zone de confort, mais assurez-vous qu'ils soient atteignables. Cela vous aidera à gagner en confiance et à vous sentir plus à l'aise pour sortir de votre zone de confort.

Établissez des routines positives : Une routine positive peut vous aider à vous sentir plus en confiance et plus à l'aise pour sortir de votre zone de confort. Par exemple, essayez de vous lever tôt et de faire de l'exercice le matin ou de pratiquer une méditation quotidienne.

Élargissez votre cercle social : Rencontrez de nouvelles personnes et participez à de nouvelles activités avec elles. Cela vous permettra de sortir de votre zone de confort sociale et de développer de nouvelles compétences sociales.

Prenez des risques calculés : Prenez des risques, mais assurez-vous qu'ils soient calculés. Évaluez les risques et les avantages potentiels avant de prendre une décision et assurez-vous d'avoir un plan de secours au cas où les choses ne se passeraient pas comme prévu.

❖ **La fixation d'objectifs stimulants mais réalisables**

La fixation d'objectifs stimulants mais réalisables est une étape importante pour sortir de sa zone de confort. Les objectifs doivent être spécifiques, mesurables, réalisables, pertinents et limités dans le temps (SMART).

Pour sortir de sa zone de confort, il est recommandé de fixer des objectifs qui vont légèrement au-delà de ses capacités actuelles, tout en restant réalistes et réalisables. Par exemple, si quelqu'un a peur de parler en public, il pourrait se fixer comme objectif de prendre la parole lors d'une petite réunion de travail avant de s'engager à faire une présentation devant un public plus large.

Il est important de noter que les objectifs doivent être personnels et alignés avec les valeurs et les aspirations de la personne. Il est également important de célébrer les réussites, même les plus petites, pour renforcer la confiance en soi et la motivation à continuer à sortir de sa zone de confort.

X. ADOPTER UNE ATTITUDE POSITIVE

➢ L'importance de l'attitude positive

L'attitude positive peut avoir un impact significatif sur la façon dont une personne se perçoit et se comporte. Elle implique une approche optimiste de la vie et une vision constructive de ses expériences. Adopter une attitude positive peut aider à :

- Améliorer l'estime de soi et la confiance en soi
- Réduire le stress et l'anxiété
- Favoriser la résilience et la capacité à faire face aux difficultés
- Renforcer les relations sociales et les interactions positives avec les autres
- Stimuler la motivation et la créativité.

Il est important de noter que l'attitude positive ne signifie pas ignorer les aspects négatifs de la vie ou faire preuve d'un optimisme excessif. Il s'agit plutôt d'une approche équilibrée qui implique la reconnaissance des défis et des difficultés tout en se concentrant sur les solutions et les opportunités positives.

➢ Le renforcement de la motivation

Le renforcement de la motivation est une partie importante de l'adoption d'une attitude positive. Lorsque nous avons une attitude positive, nous sommes plus motivés pour atteindre nos objectifs et pour nous améliorer. Il existe plusieurs techniques pour renforcer la motivation :

Fixer des objectifs motivants : Des objectifs motivants peuvent aider à stimuler la motivation et à orienter notre attention et nos efforts vers quelque chose de concret et réalisable. Assurez-vous que vos objectifs soient réalisables et qu'ils soient alignés avec vos valeurs et aspirations personnelles.

Trouver une source d'inspiration : Il peut être utile de trouver une source d'inspiration pour vous motiver, que ce soit une personne, une citation, une vidéo, une histoire ou une expérience personnelle. Cette source d'inspiration peut vous rappeler pourquoi vous travaillez dur et vous aider à rester concentré sur vos objectifs.

Utiliser des techniques de visualisation positive : La visualisation positive est une technique qui consiste à imaginer une situation ou un résultat souhaité de manière détaillée et réaliste. Cette technique peut vous aider à renforcer votre motivation en vous aidant à vous concentrer sur les résultats positifs que vous souhaitez atteindre.

Célébrer les petites victoires : La célébration des petites victoires peut vous aider à renforcer votre motivation en vous donnant une sensation de réussite et de satisfaction. Cela peut vous aider à maintenir votre motivation lorsque vous travaillez sur des objectifs plus importants et plus difficiles.

En utilisant ces techniques pour renforcer votre motivation, vous pouvez adopter une attitude positive et améliorer votre confiance en vous.

➢ **L'engagement dans des activités plaisantes**

S'engager dans des activités plaisantes est une autre façon de favoriser une attitude positive. En participant à des activités que vous aimez et qui vous apportent de la joie, vous pouvez réduire le stress et augmenter votre bonheur et votre bien-être général. Cela peut également vous aider à vous sentir plus accompli et à améliorer votre estime de soi.

Il peut être utile d'explorer de nouveaux centres d'intérêt ou de reprendre des activités que vous avez appréciées dans le passé. Que ce soit la pratique d'un sport, la participation à un club ou une activité artistique, le choix vous appartient. Trouver des activités qui vous passionnent peut vous aider à rester motivé et à maintenir une attitude positive, même dans les moments difficiles.

En résumé, l'adoption d'une attitude positive peut être bénéfique pour votre bien-être général. En vous engageant dans des activités plaisantes, en renforçant votre motivation et en apprenant à voir les situations sous un jour plus positif, vous pouvez améliorer votre qualité de vie et votre estime de soi.

XI. CONCLUSION

Dans ce guide, nous avons examiné différents aspects du développement personnel, en mettant l'accent sur l'estime de soi, les compétences sociales, la prise de risque et la sortie de sa zone de confort, ainsi que l'importance de l'attitude positive. Nous avons également abordé des sujets tels que la communication et l'interaction sociale, l'introspection et la réflexion, ainsi que l'impact de l'estime de soi sur la santé mentale et physique.

Il est important de comprendre que le développement personnel est un processus continu qui nécessite du temps, de la patience et de la persévérance. Nous encourageons les lecteurs à mettre en pratique les techniques proposées dans ce guide, en commençant par celles qui leur semblent les plus pertinentes et les plus adaptées à leur situation personnelle.

Il existe de nombreuses ressources supplémentaires disponibles pour ceux qui cherchent à approfondir leur développement personnel. Nous recommandons de lire des livres sur le sujet, de regarder des vidéos ou de suivre des cours en ligne pour approfondir vos connaissances et trouver des techniques qui fonctionnent pour vous.

Nous encourageons les lecteurs à poursuivre leur développement personnel, en s'engageant régulièrement dans des activités qui les aident à grandir et à évoluer en tant que personnes. Nous espérons que ce guide a fourni des outils utiles et pratiques pour aider les lecteurs à atteindre leurs objectifs de développement personnel.